CONSEILS

sur

LES MALADIES

DES YEUX

ET

LA CONSERVATION

DE LA VUE

PAR

ALADANE DE LALIBARDE

DOCTEUR EN MÉDECINE

Membre correspondant de la Société de Médecine et de Chirurgie pratiques
de Montpellier; de la Société Nationale d'Émulation d'Abbeville; de la Société centrale
de Médecine du département du Nord; de la Société Médicale d'Indre-et-Loire;
de la Société Médicale de Dijon; de la Société de Médecine de Nîmes;
de la Société des Sciences Médicales et Naturelles de Malines; de la Société de Médecine
d'Anvers; de la Société des Médecins-Légistes du Grand-Duché de Bade;
de la Société de Médecine de Darmstadt; de la Société Impériale de Médecine de Vilna
et de l'Union Médicale de Munich. Médaille d'honneur.

2e Édition. | **Prix : 1 fr.**

PARIS

CHEZ L'AUTEUR

RUE DU VIEUX-COLOMBIER, 31

—— > · < ——

1851

CONSEILS

sur

LES MALADIES

DES YEUX

ET

LA CONSERVATION

DE LA VUE

PAR

ALADANE DE LALIBARDE

DOCTEUR EN MÉDECINE

Membre correspondant de la Société de Médecine et de Chirurgie pratiques de Montpellier; de la Société Nationale d'Émulation d'Abbeville; de la Société centrale de Médecine du département du Nord; de la Société Médicale d'Indre-et-Loire; de la Société Médicale de Dijon; de la Société de Médecine de Nîmes; de la Société des Sciences Médicales et Naturelles de Malines; de la Société de Médecine d'Anvers; de la Société des Médecins-Légistes du Grand-Duché de Bade; de la Société de Médecine de Darmstadt; de la Société Impériale de Médecine de Vilna et de l'Union Médicale de Munich. Médaille d'honneur.

2e Édition. | **Prix : 1 fr.**

PARIS

CHEZ L'AUTEUR

RUE DU VIEUX-COLOMBIER, 31

—>-<—

1851

PARIS, DE L'IMPRIMERIE DE SIMONET-DELAGUETTE,
Rue Ste-Croix de la Bretonnerie, 48.

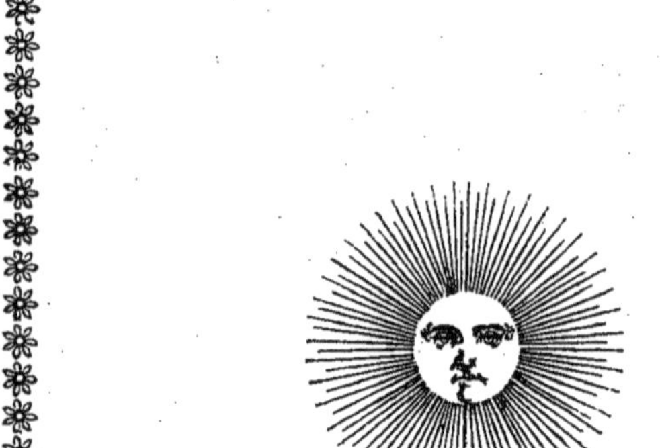

SIMONET-DELAGUETTE,

IMPRIMEUR DE L'ORDRE DES AVOCATS,

Rue Sainte-Croix de la Bretonnerie, 48, à Paris.

CONSEILS

SUR

LES MALADIES DES YEUX.

DISPENSAIRE

DU DOCTEUR

ALADANE-DELALIBARDE

POUR

LES MALADIES DES YEUX,

Rue du Vieux-Colombier, 31, à Paris.

CONSULTATIONS

PUBLIQUES ET GRATUITES

Pour les Indigents,

tous les jours à 11 heures.

CONSEILS

HYGIÉNIQUES ET CURATIFS

SUR

LA CONSERVATION DE LA VUE

ET

LES MALADIES DES YEUX

PAR

ALADANE-DELALIBARDE,

DOCTEUR EN MÉDECINE,

Ancien Élève des Hôpitaux et Hospices Civils de Paris,
Élève de l'Institut Ophtalmique de Bruxelles.

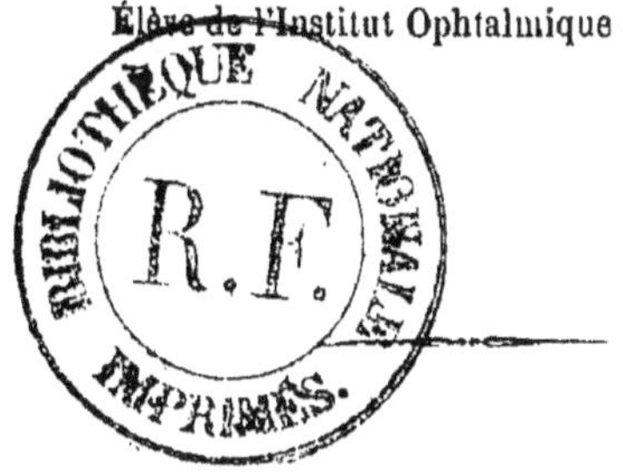

A PARIS,

CHEZ L'AUTEUR,

RUE DU VIEUX-COLOMBIER, 51.

———

1848

AVANT-PROPOS.

De tous les organes des sens il n'en est pas qui soit plus précieux que celui de la vue. Non-seulement il nous sert à communiquer avec nos semblables les nuances les plus délicates de la pensée, à jouir du plus beau spectacle qui soit au monde, les merveilles de la création ; mais encore, depuis le riche jusqu'au pauvre, il est de première nécessité pour tous les actes de la vie, soit qu'on exerce une profession, un métier quelconques, soit qu'on administre son patrimoine. Examinez les malheureux que frappe la cécité, où est leur bonheur, où sont leurs jouissances ? Plongés dans une nuit éternelle et profonde, il semblerait qu'une mort anticipée les ait à moitié renfermés dans la tombe. Nous nous expliquons difficilement l'incurie des gens du monde à l'égard d'un organe si essentiel et nous croyons leur être utile en leur donnant quelques conseils généraux sur la manière de conserver la vue, de prévenir les maladies des yeux et de les guérir, quand ces affections n'ont pas encore une telle gravité qu'il soit indispensable de recourir au médecin.

Structure et mécanisme de l'OEil.

Rien ne donne une plus haute idée de la toute-puissance du Créateur que l'organe de la vision, c'est un miracle qui s'opère en nous à toutes les heures du jour, que l'immensité de l'univers venant se refléter dans le globe de l'œil et s'y peindre dans ses moindres détails.

En raison de son importance, la nature a mis l'œil à l'abri des agents extérieurs, à l'aide des précautions les plus ingénieuses. Le globe est logé dans une excavation osseuse et profonde située à la base du front, sous les arcades sourcilières. Deux voiles membraneux recouvrent les yeux pendant le sommeil, et pendant la veille les dérobent avec la rapidité de l'éclair, quand un insecte ou tout autre corps étranger, menacent de heurter le miroir oculaire. Quand une lumière trop vive fatigue la rétine, la couleur noire des sourcils et des cils en absorbent une partie et forment comme une sorte d'écran qui amortit la sensation. Là ne se sont pas bornés les moyens de protection. Deux glandes situées à la paroi interne des cavités de l'orbite versent continuellement une rosée humide (*les larmes*) qui empêchent le dessèchement de la cornée et de la sclérotique, tout en facilitant le glissement des paupières. Si nous examinons la structure intime de l'organe lui-même, nous voyons qu'il a servi de modèle aux instruments d'optique les plus parfaits. En avant de la sclérotique, membrane fibreuse très-forte, très-résistante, qui forme *le blanc* de l'œil, se trouve la cornée transparente, sorte de lentille qui sert d'objectif ; viennent ensuite la chambre antérieure, l'iris, la chambre postérieure et le cristallin où s'entrecroisent les rayons lumineux pour coïncider sur la rétine et retracer l'image que l'âme perçoit à l'aide du nerf optique et de la substance du cerveau. La rétine, couche nerveuse d'une délicatesse sans pareille, tapisse le fond du globe oculaire. Épanouissement du nerf optique, elle repose sur la choroïde , membrane peu consistante et de couleur brune qui absorbe les rayons lumineux pour que leur aberration ne nuise point à la netteté de l'image.

Nous n'entrerons pas dans des détails anatomiques trop circontanciés et trop insaisissables pour les gens du monde. Le peu que nous avons dit suffit à faire comprendre avec quelle précision doit fonctionner un organe aussi délicat et combien le moindre dérangement dans son mécanisme peut lui apporter de perturbations funestes, quand il ne s'abolit pas complétement.

Conseils hygiéniques.

Une chose qu'on ignore communément et qui est de la plus haute importance, c'est le choix d'une profession en rapport avec la nature de sa vue.

La presbytie et la myopie ont chacune leurs avantages quand on en fait un usage rationnel. Si le myope ne jouit pas comme le presbyte du spectacle des objets éloignés tels qu'un beau paysage, un horizon immense, il est beaucoup plus apte que lui à discerner les détails les plus minimes et les plus microscopiques quand il s'agit d'objets rapprochés ; que le presbyte se fasse donc peintre de paysage ou arpenteur, le myope ciseleur ou horloger et ni l'un ni l'autre n'aura à se plaindre du sort, tous deux trouveront des réssources précieuses dans la nature de leur vision. Mais si le myope se fait arpenteur et le presbyte horloger, de graves désordres ne tarderont pas à survenir. On verra se manifester toute la série des accidents qui intervertissent les fonctions visuelles, tels que l'amblyopie presbytique, ce fléau des couturières et des tailleurs qui ont la vue longue.

Ces accidents deviennent quelquefois si graves que le malade est forcé de renoncer à une profession qu'il n'eût jamais prise si préalablement il eut consulté un oculiste.

Plus loin nous parlerons du choix des lunettes et nous

montrerons combien il importe de le faire avec discerne-
ment afin de ne pas empirer la faiblesse de la vue, plutôt
que d'y remédier.

Outre la presbytie et la myopie dont il faut tenir
compte pour le genre de travaux auxquels on peut se livrer,
il est des professions et des climats dont l'influence est également contraire aux myopes et aux presbytes.

Parmi les professions nous signalerons les industries
chimiques où l'on s'occupe de produits qui répandent des
vapeurs acides ou des poussières caustiques ; les travaux
des mines, des vidanges, funestes par l'obscurité et les
exhalaisons souvent méphytiques ; les travaux des champs,
funestes par la réverbération du soleil, et par-dessus tout
les veilles prolongées. Les personnes qui ne peuvent se
soustraire à ces conditions morbides, doivent s'astreindre
à des soins hygiéniques journaliers, se lotionner les yeux
avec de l'eau fraîche d'intervalle en intervalle, recourir à
de légers laxatifs et garantir par tous les moyens praticar
bles le globe oculaire des substances ou des agents qui
tendent à irriter la conjonctive ou la rétine.

Quant au climat, notre armée d'Afrique éprouve combien l'insolation brûlante, la couleur blanche des terrains
et les vents imprégnés d'une poussière ardente, multiplient
et aggravent les affections des yeux. C'est ici qu'il faut
redoubler d'attention pour les moyens préservatifs tels que
les lotions d'eau fraîche et les lunettes avec des verres de
couleur. Les arabes qui traversent les déserts ont des es-
pèces de demi-globes creux et percés d'un trou au centre
qu'ils s'appliquent sur les yeux à l'aide d'une courroie,
cette précaution toute grossière qu'elle est, suffit à les garantir du Simoun.

Les individus condamnés à des veilles fréquentes et prolongées doivent, aussitôt qu'ils se sentent un peu fatigués,
lever leurs yeux de dessus leur ouvrage et reposer la vue
sur des objets distants. Les lotions d'eau fraîche ne sont
pas moins utiles que dans les cas dont nous venons de
nous occuper.

Sont également contraires aux fonctions de la vue, les abus des liqueurs, des plaisirs secrets, des évacuations sanguines, les affections tristes de l'âme et les pleurs fréquents. Nous avons aussi remarqué une grande sympathie entre la faculté visuelle et les fonctions digestives. Les personnes habituellement constipées ont presque toujours une grande faiblesse des yeux. Pour les causes que nous venons d'énumérer, signaler le mal c'est indiquer le remède : s'abstenir de tout excès et régulariser les fonctions digestives.

L'enfance, plus encore que l'âge adulte et l'âge mûr, réclame les soins d'une hygiène vigilante et éclairée. Il importe de ne pas vêtir les petits enfants avec des étoffes dont la couleur éclatante leur fatigue, leur émousse la vue. Il faut également apporter le plus grand soin à l'exposition de leur berceau. Combien d'affections strabiques reconnaissent pour cause un faux jour qui fait dévier l'axe visuel. Puisque nous venons d'aborder la question du strabisme, disons-le tout de suite, souvent dans la première enfance, cette affection dépend d'une faiblesse relative des organes de la vision. A cet âge rien n'est facile comme de redresser celui des yeux qui louche. Il suffit de tenir fermé l'œil le plus fort avec un léger bandage et d'exercer le plus faible.

Les dimensions de notre brochure ne nous permettent pas de nous étendre plus longuement sur les considérations hygiéniques.

CONSEILS CURATIFS.

Maladies des Paupières.

ORGEOLET (GRAIN D'ORGE). — Parmi les tumeurs qui peuvent se guérir sans l'aide du médecin, nous citerons l'orgeolet. Cette petite tumeur inflammatoire est d'un rouge foncé; elle se termine tantôt par sa suppuration, tantôt elle persiste dans l'état de dureté qu'elle avait au début. De même que dans le furoncle, le tissu cellulaire se mortifie et le petit abcès ne se guérit complètement qu'après la sortie du *bourbillon*. Cette maladie est quelquefois périodique. On a vu des femmes qui à l'approche de leurs mois avaient presque toujours une ou deux de ces petites tumeurs au bord des paupières. On peut faire passer cette légère affection à son début par des applications répétées de glace ou même seulement d'eau froide. Quand elle persiste, on emploie les cataplasmes émollients et l'on favorise la suppuration avec une petite rondelle de diachylon. L'ouverture de l'abcès avec la lancette, hâte la sortie du bourbillon et la cicatrisation de la petite plaie.

GRATELLE. — Une incommodité non moins désagréable des paupières est ce qu'on nomme vulgairement *gale* ou *gratelle* des paupières. Cette affection consiste en une rangée de petits ulcères superficiels qui ont leur siége au bord palpébral. Ce bord se tuméfie et gêne le mouvement de la paupière; il fournit une humeur plus ou moins visqueuse, blanche ou jaunâtre; le malade éprouve une démangeaison insupportable qui le force à y porter souvent les doigts. On traite cette affection avec des collyres émollients comme l'eau de guimauve, de mélilot, de graine de lin. Lorsque l'inflammation a diminué, l'eau blanche achève la guérison.

OEDÈME DES PAUPIÈRES. — Ce voile membraneux est boursoufflé sans rougeur, sans inflammation; c'est un simple engorgement séreux, qui se dissipe facilement avec des lotions astringentes, telles que l'eau de roses ou la décoction d'écorce de chêne.

PLAIES DES PAUPIÈRES. — Il est souvent dangereux d'abandonner aux seuls efforts de la nature la guérison des plaies des paupières, qu'elles proviennent de contusions, de blessures ou de brûlures. Quand la cicatrisation n'est pas convenablement dirigée, il en résulte fréquemment des cicatrices vicieuses qui tiraillent les paupières, empêchent le rapprochement de leurs bords et causent des inflammations chroniques de la conjonctive qui reste à découvert. En outre le malade est défiguré, ce qui est un inconvénient pour le moins aussi grave. Dans les simples contusions on emploie les boissons délayantes, les lotions émollientes, les purgatifs et les onctions d'onguent mercuriel. Ces moyens suffisent également lorsque la plaie n'est pas assez étendue pour déterminer une cicatrisation vicieuse.

SPASMES DES PAUPIÈRES. — On éprouve dans les paupières de petites étreintes très fatigantes, pareilles à des chocs électriques. On remédie à cette légère incommodité par des lotions d'eau de plantain et en opérant sur le voile membraneux des tractions méthodiques.

AFFAISSEMENT DE LA PAUPIÈRE SUPÉRIEURE. — Il peut résulter d'une paralysie du muscle élévateur ou simplement d'un relâchement de la peau. Dans les deux cas il est urgent de consulter l'homme de l'art. S'il y a paralysie, l'affection réclame des soins prompts, énergiques et savamment dirigés ; si c'est un simple relâchement, il faut presque toujours une petite opération chirurgicale qui remédie à l'excessif allongement de la peau.

ECTROPION, TRICHIASIS, etc. — D'autres affections peuvent encore intéresser les paupières. Nous signalerons l'Ectropion dont les causes sont multiples et qui consiste en un renversement des paupières, de telle sorte que la muqueuse enflammée étant tournée au dehors, les yeux sont cernés d'un bourrelet rougeâtre ; le Trichiasis qui consiste en un ou plusieurs cils déviés et irritant la conjonctive, ce qui amène des inflammations rebelles et enfin le Chalazion, hypertrophie d'un ou plusieurs follicules du cartilage palpébral. Ces trois maladies, comme le Symblépharon, adhérence des paupières avec la muqueuse scléroticale, ne peuvent se guérir que par une petite opération chirurgicale peu douloureuse, mais exige absolument l'intervention d'un homme de l'art.

Nous ne parlerons pas du Millet des paupières, espèce d'engorgement des vésicules sébacées qui se présentent sous la forme de tumeurs blanchâtres, indolores, plus ou moins volumineuses au bord libre des paupières. Il suffit pour les faire disparaître de les ponctionner avec une aiguille et puis d'enlever le kyste avec des ciseaux.

Maladies du globe oculaire.

OPHTHALMIES. — Les affections les plus fréquentes qui attaquent l'organe de la vision sont sans contredit les inflammations de la conjonctive. Selon les différentes températures de l'année et la constitution particulière des malades elles revêtent plusieurs formes, que les auteurs ont spécifiées par des noms caractéristiques, à savoir : la conjonctivite simple ; les vaisseaux de la muqueuse sont plus ou moins injectés, le malade éprouve un léger sentiment de gêne et de cuisson ; quelques collyres modérément astringents suffisent pour ramener les tissus à leur état normal : la conjonctivite pustuleuse, outre les caractères d'injection et de rougeur, chez les individus lymphatiques scrophuleux, on trouve au bord de la cornée, une pustule blanchâtre où viennent aboutir les vaisseaux injectés de la muqueuse ; cette variété demande un traitement général qui combatte la constitution lymphatique, scrophuleuse du sujet : la conjonctivite granulaire ou catarrhale, elle se déclare généralement pendant les températures humides, pluvieuses. Ici la conjonctive n'est pas seulement injectée, enflammée ; lorsqu'on examine jusqu'au fond du pli palpébral la muqueuse qui tapisse la face interne de la paupière, on y trouve une foule de petites granulations. On y combat la période inflammatoire par les antiphlogistiques et les dérivatifs, tels que sangsues, purgatifs, onctions d'onguent napolitain et l'on achève la guérison en touchant les granulations avec le sulfate de cuivre, ou le nitrate d'argent, si elles sont trop rebelles : vient enfin la conjonctivite purulente qui fait de si grands ravages sur les nouveaux-nés. Combien de malheureux petits êtres pour avoir été exposés à un courant d'air froid dans les premiers jours de la naissance ont cette horrible maladie. Si les parents négligent de recourir au médecin, l'inflammation gagne la cornée, la corrode, l'ulcère, la perfore de de part en part, et celui que des secours opportuns eussent sauvé, demeure à jamais privé de la vue. Au début de la conjonctivite purulente la plus intense, la cautérisation avec le sulfate de cuivre ou le nitrate d'argent, arrête bientôt la marche des accidents et procure une guérison radicale.

Maladies de la muqueuse de la Sclérotique et des Paupières.

Outre les inflammations que nous venons de décrire, la conjonctive offre des affections moins graves qui sont l'ecchymose et l'œdème ou chémosis.

ECCHYMOSE DE LA CONJONCTIVE. Sans cause bien connue, à la suite d'une vive contrariété, ou d'une commotion cérébrale, le tissu conjonctival s'injecte quelquefois dans toute son étendue et présente une ecchymose épaisse, d'un rouge vif qui épouvante les malades, mais n'offre aucun danger. Quelques lotions d'eau fraîche amène vîte la résorption.

OEDÈME DE LA CONJONCTIVE. — Cette membrane d'un jaune pâle, lisse et fortement tendue est boursoufflée par un liquide séreux, elle fait saillie autour de la cornée qui semble comme enfoncée profondément dans son tissu. Cette affection se guérit facilement par des collyres astringents ; si la boursoufflure est extrême, on y pratique quelques mouchetures, et le chémosis s'affaisse promptement.

CORPS ÉTRANGERS. — C'est un des accidents

auxquels on est le plus fréquemment exposé. Un insecte qui vole, un morceau de bois, de pierre, de sable qu'entraîne le vent, une graine qui se détache, tombent entre les paupières et y déterminent une gêne extrêmement fatigante. Il peut arriver encore que ce soient des substances caustiques comme les acides, la chaux vive, etc., et alors les accidents sont en raison des propriétés délétères de la substance corrodante. Quand la matière est inerte, il suffit de l'extraire et avec quelques lotions émollientes, quelques bains de pieds, les phénomènes inflammatoires ne tardent pas à disparaître. S'il s'agit d'un caustique, il faut vite recourir aux remèdes les plus puissants tels que les sangsues, les purgatifs et surveiller la cicatrisation de peur que la conjonctive des paupières ne contracte des adhérences avec la conjonctive de la sclérotique, ce qui entraîne presque toujours une difformité incurable.

On voit des fragments d'épis séjourner dans les replis de la conjonctive et y faire naître des végétations en forme de crêtes ou de fraises. On a beau enlever ces végétations avec l'instrument tranchant, elles repullulent jusqu'à ce que le chirurgien découvrant la vraie cause du mal, parvienne à extraire le corps étranger dont le malade croyait avoir été débarrassé complètement, ou ne soupçonnait même pas la présence.

Maladies de la Cornée.

Nous n'avons point parlé des corps vulnérants qui peuvent entamer la sclérotique (*blanc de l'œil*); ces accidents sont moins graves qu'on ne se l'imagine communément. Il n'en est pas de même de la cornée. Tous les jours dans notre pratique on nous amène des enfants et même des grandes personnes qui présentent dans la cornée des éclats de verre, de capsule fulminante, etc., si la plaie se trouve au devant de la pupille il peut en survenir une taie, un empêchement notable, sinon complet, de la faculté visuelle. Les artisans qui travaillent les métaux ont souvent sur la cornée des petites paillettes de fer ou de cuivre, qui s'incrustent dans le tissu de l'organe. Lorsqu'on n'y porte point attention, la présence de ces corps étrangers donne lieu à des opthalmies rebelles qui cessent aussitôt leur extraction. Cette petite opération très simple demande néanmoins une main habile qui ne laboure point les lames du miroir oculaire de façon à détruire sa diaphanéité.

Parmi les corps étrangers qui se logent au bord de la cornée transparente nous noterons en passant les aîles coriaces de certains coléoptères (*insectes*) et l'enveloppe de certaines graines telles que le chenevis, le millet. Au premier coup-d'œil il arrive fréquemment qu'on les prend pour des pustules de la cornée. On fatigue les malades des remèdes les plus énergiques et l'ophthalmie persiste opiniâtrément, tandis que pour la faire disparaître, il suffit de toucher le corps étranger et de le faire tomber avec la pointe d'une aiguille.

Les corps vulnérants qui entament la cornée sont quelquefois moins dangereux que les corps qui la heurtent ou la compriment avec violence; on cite des exemples de bouchons lancés par de l'eau de seltz ou du vin de champagne qui ont entraîné la cécité complète. On rapporte un fait encore plus remarquable, celui d'un jeune homme qui venant par derrière appliquer les deux mains sur les yeux de son ami, et les maintenant avec force pendant qu'il se débattait, l'a rendu aveugle pour le reste de ses jours.

KÉRATITE. — Dans cette affection, la cornée offre une teinte mate, terne, toute particulière. Le miroir de l'œil ressemble à un verre dépoli et usé par le frottement. Plus tard il se forme entre les lames du tissu des épanchements d'un blanc jaunâtre. Bientôt les taches s'étendent et se confondent les unes avec les autres, et alors elles ne forment plus qu'un seul foyer qui masque le centre de la membrane. Lorsqu'on laisse invétérer la maladie, ces épanchements se résorbent à leur circonférence et prennent un aspect blanc *crayeux* à leur centre, et alors

2

il est souvent impossible d'obtenir une guérison complète, ni même une amélioration. Pour le traitement on a recours aux pommades excitantes, telles que celles de précipité rouge, aux insufflations de calomel, aux solutions de nitrate d'argent ou de sulfate de zinc. Quant à nous, nous préférons les moyens généraux, tels que les purgatifs, les onctions d'onguent napolitain et au besoin les sangsues.

Il existe une autre espèce de Kératite beaucoup plus difficile à connaître, on la nomme Kératite ponctuée. Au premier examen, la cornée ne présente aucune altération, et cependant le malade se plaint d'un affaiblissement très notable de la vision, ce qui peut entraîner un observateur superficiel à diagnostiquer une amblyopie, une amaurose commençante. Mais lorsque le médecin à l'aide d'une loupe considère attentivement le miroir de l'œil, il reconnaît bientôt qu'il est criblé d'une foule de petites alvéoles surtout au centre. Cette affection dont la forme est si bizarre est extrêmement difficile à guérir.

PTÉRYGION. — La cornée qui est aussi transparente qu'un cristal est cependant recouverte par une membrane muqueuse. Dans certains cas pathologiques, cette membrane s'hypertrophie en forme de triangle ; elle devient épaisse, charnue, vasculaire. Cette affection n'est pas sans danger, car, sa tendance à envahir la cornée et à couvrir le champ de la vision, entraîne une cécité plus ou moins complète. Les collyres n'arrêtent pas toujours les progrès de l'hypertrophie, alors il faut nécessairement recourir au médecin qui à l'aide d'une petite opération enlève cette portion de la conjonctive cornéenne.

TAIES. — Nous avons parlé de certains dépôts crayeux que laisse après elle la Kératite, c'est une des causes où l'on peut remonter pour expliquer les taies qui obscurcissent plus ou moins la cornée transparente. Le premier degré s'appelle *nuage*, il ne fait qu'affaiblir et troubler la vision. Au second degré, la taie située plus profondément, est aussi plus épaisse ; sa couleur est d'un blanc nacré ; on l'appelle *Albugo*. Quand elle se trouve au devant de la pupille, la cécité peut devenir complète. Au troisième degré *Leucoma,* la tache résultant d'une cicatrice opaque, altère le tissu de la cornée encore plus profondément que l'Albugo. Les deux premiers degrés offrent quelque chance de guérison, les instillations de laudanum et de pommade au précipité rouge dissipent les opacités cornéennes. Ce ne sont pas les seuls moyens que la médecine possède contre cette difformité dont les suites sont si fâcheuses pour la vue, mais cet écrit ne nous permet pas de les énumérer comme nous le ferions dans un ouvrage plus étendu.

ULCÉRATIONS. — Il arrive fréquemment que la Kératite se présente sous forme ulcéreuse, au point de perforer toute l'épaisseur de la membrane. Cette affection débute quelquefois par de petits abcès qui se produisent entre les lames de la cornée. Il importe d'employer dès le principe un traitement énergique, des évacuations sanguines, des purgatifs, des onctions mercurielles et des cautérisations avec le nitrate d'argent.

Maladies de l'Iris.

IRITIS AIGU. — C'est sans contredit une des affections les plus douloureuses de l'œil, la pupille se contracte violemment à l'impression de la lumière; la nuance de l'iris se modifie; s'il est bleu ou gris il devient vert, s'il est brun il tire sur le roux; si l'inflammation est considérable, les vaisseaux de la conjonctive et de la sclérotique s'injectent, se rubéfient, l'iris lui-même se recouvre de petits points sanguins et il est comme repoussé en avant. Les douleurs peuvent aller jusqu'à l'insomnie, jusqu'au délire.

IRITIS CHRONIQUE. — Cette affection succède quelquefois à l'Iritis aigu, d'autres fois elle débute avec si peu d'intensité que si elle occupe un seul œil, le malade ne s'en aperçoit même pas. L'altération dans la nuance de l'iris est surtout le symptôme qui fait reconnaître le mal. Néanmoins, l'œil est plus sensible à la lumière que dans les conditions normales, l'œil rougit avec facilité, il y a du larmoiement. La vision perd de sa netteté, il semble que des petits filaments ou des particules de poussière voltigent devant le miroir oculaire. La pupille offre moins de mobilité que dans l'état de santé ; elle est plus ou moins difforme, de petites végétations tomenteuses recouvrent ses bords. Quand on néglige cette maladie, elle entraîne après elle des suites plus ou moins fâcheuses. La pupille est rétrécie, l'iris contracte des adhérences avec la capsule du cristallin, ce qui gène considérablement la vue ; il peut même se former de fausses membranes qui, oblitérant l'ouverture pupillaire, déterminent une cécité complète. Il peut encore se former dans la substance de l'iris de petits abcès qui amènent des dépôts purulents dans l'intérieur de l'œil.

Ces deux affections exigent le traitement le plus actif et pour lequel nous ne conseillerons jamais au malade de s'abandonner à ses propres inspirations. Outre les saignées, les sangsues à l'apophyse mastoïde, les purgatifs, les boissons rafraîchissantes et la diète, il importe de recourir à des onctions d'onguent mercuriel belladoné autour des tempes. Des praticiens préconisent également l'emploi du calomel à l'intérieur et l'application d'un vésicatoire sur le front.

L'iritis lié à une maladie secrète constitutionnelle, se reconnaît à la couleur violacée mêlée de rouille que revêt le petit cercle iridien et à de légères tumeurs qui occupent le bord pupillaire. Cet iritis plus tenace que les deux précédents ne cède qu'aux remèdes spécifiques usités contre l'affection principale.

RÉTRÉCISSEMENT DE LA PUPILLE. — C'est moins une affection particulière qu'un symptôme inflammatoire de la rétine et des autres membranes internes.

DILATATION DE LA PUPILLE. — Cette dilatation permanente de l'ouverture pupillaire peut aller jusqu'à la disparition complète du diaphragme qui sépare les deux chambres de l'œil. C'est ce qu'on appelle mydriasis. La belladone et la jusquiame le déterminent accidentellement. Quand cette maladie reconnaît pour cause une altération permanente dans la vitalité de l'organe elle a cela de dangereux que la lumière dont les impressions ne sont plus graduées par le jeu de la pupille, fatigue, émousse la rétine et peut en amener la paralysie ou amaurose (*goutte sereine*).

On a recours pour combattre cette grave maladie aux remèdes usités contre les inflammations des membranes internes.

Maladies de la Rétine.

Plus nous pénétrons dans la profondeur de l'organe, plus les maladies acquièrent de gravité. Celles qui attaquent le tissu de la rétine sont asssurément les plus dangereuses en ce qu'elles altèrent la vision et quelquefois la font perdre entièrement.

HÉMÉRALOPIE. — C'est avec la nyctalopie, dont nous allons parler, une des affections les plus singulières; tant que le soleil parcourt sa carrière, l'organe reste dans son état normal, mais aussitôt qu'il disparaît de l'horizon, la vue commence à se couvrir d'un nuage et quelquefois même s'abolit subitement, de sorte que le malade devient aveugle tous les soirs pour ne recouvrer la faculté visuelle que le lendemain matin.

Les causes de cette névrose sont la plupart du temps l'habitation dans les lieux froids et humides, les vapeurs marécageuses, l'impression de l'air froid, et d'une lumière trop vive, il semble que la rétine pour entrer en fonction ait besoin d'être stimulée par toute la lumière du jour. Mais il pourrait se faire aussi qu'il y ait là une névrose intermittente. On traite l'éméralopie par les vomitifs, les purgatifs, les exutoires, etc.

NYCTALOPIE. — C'est l'affection inverse de la

précédente. La rétine acquiert une telle irritabilité qu'elle ne peut endurer la lumière du jour. Le malade est forcé de vivre plongé dans une obscurité continuelle, et chose bizarre, il en est qui supportent aisément la lumière d'une lampe ou d'une bougie. Dans d'autres cas les nyctalopes peuvent lire malgré les ténèbres les plus épaisses.

Comme cette affection résulte évidemment d'une inflammation rétinienne, on la combattra par tous les anti-phlogistiques, tels que sangsues, compresses émollientes, etc. Il sera utile aussi de recourir aux dérivatifs, tels que bains de pieds sinapisés et vésicatoires à la nuque.

DIPLOPIE. — C'est une des affections les plus fatigantes. Les malades qui en sont atteints voient tous les objets doubles, quelquefois même triples et sextuples. La diplopie peut résulter d'un défaut de parallélisme dans les axes visuels ; en posant le doigt sur un des deux yeux et en le comprimant tandis que l'on regarde des objets éloignés on peut la produire artificiellement ; mais le plus communément on ne reconnaît dans les deux yeux aucune altération ni pour la direction, ni pour la forme, ni pour la structure. Les causes qui produisent cette maladie sont une contusion de l'organe, une lumière trop vive, de violentes émotions morales qui affectent et congestionnent le cerveau.

Lorsque le malade ferme l'œil les accidents disparaissent, il peut lire, écrire comme si ses organes visuels étaient parfaitement sains.

Le traitement est le même que celui de toutes les névroses de la rétine : émissions sanguines, purgatifs, exutoires, etc.

HÉMIOPIE. — Cette maladie est beaucoup plus grave que les précédentes. Elle reconnaît pour cause une paralysie partielle de la rétine qui ne perçoit plus que la moitié ou le tiers des objets, selon que l'affection occupe la moitié ou le tiers de la membrane. On l'a vue se produire accidentellement chez certains hypocondriaques, certaines femmes hystériques et disparaître sans traitement par le seul changement dans l'état sanitaire des personnes affectées.

Même traitement que pour l'Amaurose.

AMAUROSE. — L'Amaurose proprement dite est la paralysie de la rétine. Mais toutes les désorganisations des membranes internes du globe oculaire peuvent aussi la produire. La membrane rétinienne est d'une délicatesse extrême et des causes en apparence légères peuvent la désorganiser subitement. Nous avons cité le cas de ce jeune homme qui par une pression violente et continue sur les yeux de son ami l'avait aveuglé pour la vie. On a vu par des orages qui augmentent encore l'obscurité de la nuit, un éclair vif et rapide paralyser la rétine. La maladie marche d'ordinaire plus lentement. Au début le champ visuel se circonscrit, les objets éloignés semblent se recouvrir d'un brouillard, et les objets rapprochés eux-mêmes perdent de leur netteté. La portée de la vue diminue et se raccourcit de jour en jour. Le voile qui enveloppe le miroir oculaire devient de plus en plus épais et le malade finit par tomber dans une obscurité profonde. Un des caractères de cette affection est l'immobilité de la pupille.

On varie le traitement suivant les causes qui sont si nombreuses que leur énumération serait trop longue ici, et le médecin est seul à même de diriger convenablement les médications multiples que demande une maladie si grave et dont la nature est si difficile à bien reconnaître.

Maladies du Cristallin.

CATARACTE. — Cette affection résulte d'un vice de nutrition du cristallin. Au premier abord on pourrait la confondre avec l'Amaurose, car les accidents primitifs sont à peu près les mêmes pour l'observateur inexpérimenté. Mais quand on y regarde de plus près, on s'aperçoit que la pupille conserve sa mobilité. Dans une demi obscurité le malade ressent mieux l'impression de la lumière que dans une clarté vive qui fait contracter la pupille et empêche l'introduction des rayons lumineux.

Il y a deux sortes de cataractes, celles qui reconnaissent pour cause l'opacité de la substance cristallinienne et celles qui proviennent d'une fausse membrane occupant l'ouverture pupillaire. Les unes et les autres sont facilement curables par une opération chirurgicale peu douloureuse et dont le succès est à peu près constant.

Maladies des Voies lacrymales.

FISTULE LACRYMALE. — Du côté externe de l'orbite existe une glande qui sécrète les larmes sur le globe de l'œil ; à mesure que cette liqueur vient lubréfier la muqueuse, elle s'écoule dans les fosses nasales par deux petits conduits dont on voit l'orifice à l'angle interne de l'œil et qui aboutissent dans le sac lacrymal. Celui-ci se décharge dans les narines par le canal nasal. C'est le rétrécissement ou l'oblitération de ce canal qui produit les fistules ou les simples engorgements du sac. Lorsque l'affection est à son début, il suffit de presser d'intervalle en intervalle sur la petite tumeur et de la vider dans les narines. Des fumigations émollientes et des injections par les points lacrymaux peuvent faire disparaître l'inflammation du canal et ramener les fonctions à leur état primitif. Quand il en est autrement, il ne reste plus qu'une chance de salut. On ouvre le sac lacrymal et à l'aide de moyens appropriés on élargit le canal nasal. Mais ceci est du domaine du chirurgien.

STRABISME.

(*Yeux de travers.*)

Chez les individus qui louchent, le défaut de parallélisme dans les axes de l'œil, peut avoir des causes tout à fait différentes ; une faiblesse relative dans la faculté visuelle, ou le manque d'équilibre dans l'antagonisme musculaire. Or, il est essentiel de se rendre un compte rigoureux du principe du mal, car le traitement est tout autre. Dans le premier cas, pour redresser l'œil dévié, il suffit d'exercer l'organe affaibli ; dans l'autre, il faut couper le muscle qui par sa rétraction exagérée entraîne le globe oculaire en dehors de sa direction normale.

De la myopie ou Vue courte.

La myopie est un vice de la vision qui ne permet d'apercevoir les objets qu'à une petite distance.

En général cette maladie consiste dans une mauvaise conformation du globe de l'œil, surtout à sa convexité exagérée. On a très longtemps attribué d'une manière exclusive la myopie à la saillie ou proéminence du globe de l'œil. Sans nul doute c'est une cause de myopie, mais aujourd'hui on sait qu'elle n'est souvent qu'un symptôme d'une affection plus ou moins grave de cet organe, comme par exemple d'un staphylôme transparent ou bien une quantité excessive de l'humeur aqueuse.

Dans la myopie les rayons de lumière sont trop réfractés ; voici ce qu'il en résulte : ils convergent en des foyers situés au-devant de la rétine, de sorte que celle-ci se trouvant trop éloignée ne reçoit point l'impression dans les conditions nécessaires pour une vision distincte.

Il est assez facile de reconnaître les personnes myopes. Elles aiment les livres dont les caractères sont petits ; elles rapprochent de l'œil les objets qu'elles désirent examiner avec attention ; afin de voir les objets situés à une certaine distance, elles clignotent et leurs paupières sont presque fermées.

On sait qu'en vieillissant l'œil s'aplatit de plus en plus et qu'en général la myopie, affection particulière à la jeunesse, se transforme peu à peu en presbytie.

Cette maladie est très souvent acquise par la mauvaise habitude qu'on a de regarder de trop près les petits objets ou de se servir prématurément de verres concaves.

Ce que quelques auteurs ont nommé copiopie n'est autre chose qu'une fatigue de l'œil souvent aggravée par l'emploi irrationnel des lunettes ou un travail longtemps prolongé sur des objets petits extrêmement rapprochés qui déterminent une congestion de la rétine et de la choroïde.

Il faut donc éviter de lire ou de travailler surtout à une faible lumière à des ouvrages extrêmement fins, qui obligent de regarder de très près. Les personnes qui par devoir ou par besoin ne pourront suivre entièrement cet avis, travailleront au moins dans de justes bornes.

Ceux surtout qui ne doivent jamais oublier ce précepte, sont les hommes de lettres, les peintres, les graveurs, les géographes, les sculpteurs, les orfèvres, les bijoutiers, les horlogers, les tailleurs, les couturières, les brodeuses, etc.,

On ne saurait trop recommander aux professeurs de surveiller leurs élèves et de faire observer à ceux-ci pour la lecture et l'écriture une distance raisonnable, car la myopie est beaucoup plus rare chez les gens de la campagne qui ne regardent jamais les objets de façon à fatiguer et à fausser le champ de la vision.

La myopie est souvent curable par une sorte de gymnastique de la vue :

Nous conseillons aux personnes atteintes de cette affection l'exercice en plein air le plus fréquemment possible ; les promenades à la campagne et dans des lieux inconnus dont elles s'amuseront à décrire en détail les objets placés à distance.

Plus de travail nocturne, plus de ces lorgnons de cristal carrés que les dandys portent sans cesse appliqués sur un œil et qui faisant fonctionner la vue inégalement finissent par la détériorer.

Le myope qui verra à trente centimètres environ de distance aura le soin de faire tous les jours une lecture d'une heure et demie à la distance de trente cinq centimètres et peu à peu s'éloignera jusqu'à ce qu'il puisse travailler à la distance ordinaire (cinq à six pouces).

Un autre mode curatif était conseillé autrefois par Demours et peut encore être employé avec avantage. Cet auteur faisait changer de lunettes de mois en mois en passant par degré à des numéros de moins en moins forts jusqu'à ce qu'il fût possible d'arriver à des verres totalement plats qu'on devait abandonner aussi pour ne plus en employer du tout.

Enfin lorsqu'on a trop longtemps négligé de recourir à cette gymnastique oculaire et que l'infirmité est rebelle par l'effet d'une trop longue habitude ou d'une mauvaise conformation de l'œil, on ne peut se soustraire à l'emploi des verres concaves, mais il importe de les choisir d'après des conseils éclairés. Les lunettes sont ce qu'il y a de plus commode et de plus avantageux attendu que les verres sont fixés à la tête dont ils suivent les mouvements et que chaque œil est également exercé. On peut aussi employer le lorgnon double; mais il faut se garder de ne s'en servir que d'un œil.

Toutes les fois qu'on choisira des verres, on devra les essayer à chaque œil afin de voir si la force des deux yeux est bien égale. Si le foyer visuel était différent, il faudrait aussi se servir de verres à numéros différents. Si au moyen des lunettes, l'œil voit d'une manière distincte et sans se fatiguer, on peut s'en servir sans inconvénient, quand au contraire il fatigue l'organe, il augmente la myopie et peut même déterminer une maladie très grave, telle qu'un commencement d'amaurose.

De la Presbytie ou Vue longue.

La presbytie consiste dans un vice fonctionnel de l'œil qui ne permet de voir distinctement les objets qu'à une distance éloignée. Cette maladie est donc une lésion opposée à la myopie; ainsi que cette dernière, la presbytie peut quelquefois être un symptôme d'une affection plus ou moins grave de l'organe oculaire.

Il est inutile ici d'énumérer ces causes, qu'on sache seulement que tout ce qui tend à raccourcir le diamètre antéro-postérieur de l'œil et à diminuer la force de réfraction des milieux que doivent traverser les rayons lumineux, doit être considéré comme cause de la presbytie.

Cette maladie ne se fait le plus ordinairement remarquer que chez les personnes avancées en âge. Il est beaucoup plus rare de voir des enfants ou des jeunes gens presbytes que des vieillards myopes. C'est ce que l'expérience nous a démontré et ce qui se trouve du reste d'accord avec tous les auteurs. Les habitants des campagnes en sont atteints très vite, précisément parce qu'ils exercent la vision presque toujours sur des objets éloignés et fort peu sur ceux qui sont auprès d'eux.

On voit quelquefois la presbytie n'avoir lieu que d'un œil, dans ce cas l'autre est myope.

Les personnes affectées de cette maladie ont en général les yeux aplatis d'avant en arrière; pour bien voir elles éloignent l'objet et préfèrent les gros caractères. Les petits objets les fatiguent et produisent assez souvent du larmoiement; elles marchent la tête élevée contrairement aux myopes qui la portent basse, faute de pouvoir distinguer ce qui se passe autour d'eux. La pupille est plus ou moins étroite.

La presbytie est généralement incurable. Il faut donc recourir aux palliatifs, tels que les verres convexes dits de concentration, qui en rassemblant les rayons lumineux les concentrent sur la rétine.

La presbytie peu avancée, c'est-à-dire celle qui permet de lire sans se fatiguer à une distance de cinquante à soixante centimètres, n'exige pas l'emploi de lunettes, surtout si la personne ne se livre pas à des occupations prolongées; dans le cas contraire l'usage des lunettes lui est des plus utiles, sans cela la vision est incomplète, les efforts pour fixer l'ouvrage fatiguent tellement que le moindre travail devient impossible et l'on s'expose à des accidents graves.

Ce sont les numéros 80 à 70 qui devront être prescrits si le malade est encore jeune ; mais quel que soit l'âge on devra toujours faire bien attention de ne prendre des numeros *ni trop forts ni trop faibles.* Une fois le numéro reconnu utile il ne pourra l'être pour toujours puisque la presbytie augmente avec l'âge. Ce sera au médecin de reconnaître quand ce changement sera opportun.

Il est essentiel que le presbyte n'emploie jamais ses lunettes pour y voir de loin ; cette habitude lui serait on ne peut plus préjudiciable.

Enfin à l'époque de la vie où la presbytie remplace la myopie, (vers l'âge de soixante ans), il faut abandonner l'usage des lunettes, car il est rare que la presbytie soit portée au point qu'elle exige des verres convexes.

De l'Amblyopie presbytique.

Nous entendons désigner ainsi le presbyte qui a abusé de la vue sur de petits objets de manière à ne pouvoir plus les distinguer pour continuer son travail, sa vue étant bonne du reste.

Cette maladie affecte plus particulièrement les personnes des deux sexes de l'âge de quatorze à trente ans, quand elles ont un état qui exige une application soutenue sur de petits objets ; on peut dire que c'est la maladie des hommes de lettres, des artistes, des peintres, des sculpteurs, des graveurs, des géographes, des horlogers, des orfèvres, des bijoutiers, des brodeuses, des couturières, etc., de toutes les personnes enfin qui trop confiantes dans leur bonne vue l'ont fatiguée beaucoup. Milton, Delile et tant d'autres, n'ont perdu la vue que par excès de travail et c'est en général lorsque la maladie est devenue incurable qu'on se décide à se faire soigner. Alors il est trop tard, une amaurose existe et l'on reste condamné à vivre dans une obscurité profonde. Voici comment débute cette affection.

Après un travail sur des objets petits et rapprochés, la tête devient lourde, pesante : d'abord les objets sont vus très distinctement, mais peu de temps après, un voile semble les couvrir ; chez les uns ce phénomène a lieu après quelques minutes, chez les autres après deux ou trois heures au plus. Une sensation de gêne et de plénitude semble occuper tout le globe qui est un peu sensible et même douloureux ; les uns ont des éblouissements, les autres voient les objets se mouvoir, ont des mouches volantes et si dans cet état ils se frottent les paupières, la vision devient un peu meilleure, mais ce n'est que pour quelques minutes, car l'embarras, le trouble de la vue augmente encore et force à abandonner totalement le travail.

On a pu déjà le voir, une des principales causes de cette maladie est pour les presbytes le travail prolongé, surtout à la lumière artificielle sur des objets de petite dimension luisants et trop rapprochés de l'œil.

La durée de cette affection est en général assez longue. Il nous est arrivé de la guérir en un mois et d'autres fois de n'obtenir de résultats heureux qu'après huit mois, quelquefois beaucoup plus ; mais il faut dire que dans ce cas les personnes qui en étaient atteintes étaient presque toujours contraintes au travail lorsque le repos devait être une des principales conditions du traitement.

La première et meilleure condition à observer est donc de cesser le travail ou de le diminuer au moins le plus possible lorsqu'on ne pourra l'abandonner entièrement. Si par profession on est obligé de regarder longtemps sur de petits objets, les lunettes de concentration sont des plus utiles, car sans elles les efforts qu'on fait pour bien voir non seulement produisent une extrême fatigue, mais encore provoquent cette maladie et quelquefois même une autre plus grave, c'est-à-dire ce que plusieurs oculistes appellent lassitude oculaire, affaiblissement de la vue et ce qui pour nous est une affection de la rétine à un certain degré, conduisant la plupart du temps à l'amaurose.

Il importe de bien choisir les lunettes, de ne pas les

prendre trop fortes comme on le fait si souvent. Le foyer des verres devra être de 80 à 72 le plus ordinairement.

Il faut en outre obvier à la congestion oculaire ou de la tête lorsqu'il y aura lieu ; faire usage de bains de pieds et plusieurs fois par jour de même que pendant toute la durée de ces bains, appliquer de l'eau fraîche sur les yeux. Des lotions narcotiques avec une décoction de jusquiame et de belladone et froides seront employées avec avantage lorsqu'il y aura une sensibilité trop forte de la rétine.

On exercera la vision sur de gros objets éloignés. Quand on commencera à travailler, on s'interrompra toutes les dix minutes pour porter la vue sur des objets à distance et de forte dimension. De huitaine en huitaine, on exercera une dérivation sur le canal intestinal à l'aide d'un purgatif, la limonade de Roger par exemple.

On évitera les excitants de toute espèce.

Impr. de E. Dépée, à Sceaux.

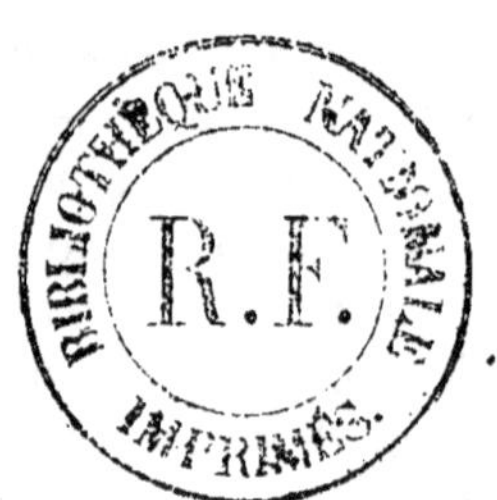